中醫臨床經典 ②

藥症忌宜

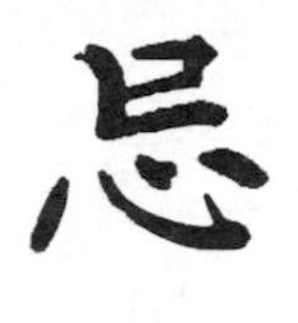

陳澈 撰

文興出版事業

出版序

本書是採疾病的辨證分類，針對風門、寒門、暑門、溼門、燥門、火門、陽虛、陰虛、表虛、裏虛、陽實、陰實、陽厥、陰厥、上盛下虛、心虛、肝虛、脾虛、肺虛、腎虛、命門虛、小腸虛、膽虛、胃虛、大腸虛、膀胱虛、三焦虛、心實、肝實、脾實、肺熱、命門實、小腸實、膽實、胃實、大腸實、膀胱實、三焦實、諸瘧、諸痢、泄瀉、諸疸、痰飲、諸氣、諸鬱、關格、噎症、諸血、頭痛、齒痛、胃脘痛、腹痛、諸痛、痺、痿、交腸、鬼疰尸疰等57類進行其忌宜的治則與用藥之指導，這類知識通常散見於諸多中醫藥文獻中，少見專書，本書作者陳澈，為清朝人，書中綱目條列清楚，可供快速查閱，是臨床醫者所不可或缺的讀物，而書末更附有諸病應忌藥總例，極具參考價值，今本公司將其重刊，希望藉此彰顯本書的用途，而更為中醫藥同好所倚重。

發行人 洪心容

甲申年

藥症忌宜目錄

藥症忌宜

三山陳　澈編輯

風症諸暴强直支痛緛戾裏急筋縮皆屬於風真中風猝僵仆口噤不言不省人事如遺尿直視口開手撒汗出如珠屬不治證西北高寒之地有此東南無之

忌破氣　下　吐　苦寒　酸歛　諸藥俱錄後

宜辛甘發散　峻補真氣

桂枝　附子　甘草　獨活　羗活　天麻

麻黄　防風　芎藭　細辛　藁本　牛黄
辛夷　白芷　蔓荆實　牡荆實　人参
黄耆　有痰加竹瀝　南星　半夏　薑汁

類中風口眼歪斜語言蹇澁半身不遂口噤不言四肢不舉痰涎壅盛昏眊不省人事

忌汗　吐　下　大忌破氣　温熱　苦寒
及一切治風溼辛燥發散并開竅走真氣行血諸藥慎勿犯之犯之則輕必重重必斃
麝香　蘇合香　檀香　龍腦香　安息香

餘忌藥俱錄後

宜滋補　陽虛者補氣　陰虛者補血　陰陽兩虛則氣血雙補　兼宜清熱隆氣豁痰及保脾胃

天門冬（脾胃薄弱者勿多用）　麥門冬　荊瀝　蘇子

栝蔞根　枇杷葉　貝母　霞天膏　橘紅

甘草　竹瀝　童便　梨汁　黃檗　次益血

於前藥中加胡麻仁　石斛　生地黃　牛膝

薯蕷　五味子　甘菊花　丹參　枸杞子

竹葉　鱉甲　兔絲子　何首烏　木瓜

山茱萸　芍藥　遠志　白蒺藜　酸棗仁

青蒿　括蔞仁　沙參　茯苓　巴戟天

柏子仁　人參　車前子　茯神　羚羊角

如便閉加肉蓯蓉當歸倍麻仁兼氣虛加人參黃芪有肺熱者勿入人參

感冒風寒俗名傷風其症或頭疼身熱輕者則兩鼻必塞兼流清涕必惡風寒或聲重或聲啞甚者痰壅氣喘咳嗽

忌補氣　酸斂　閉氣　諸藥錄後

宜發散 辛甘 温
芎藭 細辛 藁本 防風 甘草 荊芥
白芷 前胡 桔梗 紫蘇 薄荷 杏仁

傷風熱

忌同感冒風寒
宜辛寒 甘寒 發散
石膏 知母 甘草 竹葉 麥冬 前胡
桔梗 薄荷 葛根 桑白 久而不愈者屬
虛陽虛者加人參黃芪陰虛者加五味地黃倍

麥冬　白芍

寒症諸病上下所出水液澄澈清冷癥瘕癩疝堅痞腹滿急痛下利清白食已不飢吐利腥穢屈伸不便厥逆禁固皆屬於寒凡中寒必本於陽虛

忌破氣　苦寒　下　甘寒　辛寒　諸藥錄後

宜補氣　散寒　辛甘　溫熱　輕者解表重者溫補

桂枝　乾薑　麻黃　人參　附子　黃芪

傷寒冬月即病宜從仲景法

暑症諸病喘嘔暴注下迫霍亂轉筋身熱昏鬱小便濁赤皆屬於暑

忌破氣 升 復忌下 溼潤 辛溫 辛燥 熱散 閉氣 熱 諸藥錄後

宜清暑益氣 健脾 甘寒 甘溫 辛寒 酸寒 苦寒

黃連 香薷 葛根 石膏 知母 甘草

人參 黃芪 白朮 扁豆 神曲 橘皮

茯苓 木瓜 麥門 五味 白芍 白梅

烏梅

大約用清暑益氣湯香薷飲生脈散凡病暑之人其氣必虛暑傷氣無氣以動故當補氣為本惟肺熱多火者忌參朮

中暑猝昏暈急以童便入即省

忌宜俱同暑

又方用絲瓜葉一片白鹽梅肉一枚并取核中仁共研如泥新汲水調灌立瘥兼治中暑霍亂有神

太陽病中暍　忌同暑
宜人参白虎湯有肺病不能服参者用竹葉石膏
湯脾胃作瀉者水調六一散
霍亂見胃虛條内忌宜俱同暑
疰夏繇於脾胃薄弱胃家有溼熱及留飲所致忌同
前　宜益氣健脾　酸寒　苦寒　淡滲
人参　半夏　白朮　橘皮　茯苓　扁豆
白芍　木瓜　澤瀉　兼服生脉散
溼症諸痙强直積飲痞膈中滿霍亂吐下體重胕腫

肉如泥按之不起皆屬於溼經云地之溼氣感則害人皮肉筋脉故其病筋骨疼痛腰重痛不可轉側身重四肢不利溼在上病嘔吐頭重胸滿溼在中腹脹中滿泄瀉溼在下足脛跗腫脚氣癱瘡久不愈

忌溼潤　甘　鹹　諸藥錄後

宜散　滲泄　燥　辛　苦

木瓜　薏苡　蒼朮　石斛　萆薢　石菖蒲

茯苓　佐以防風葛根寒溼加半夏五加皮風溼加獨活溼熱加黃蘗車前子木通甚者漢防

已

脚氣係於溼熱

忌溫燥　濕熱　補氣　復忌破氣　升　諸藥

錄後

宜清熱　除濕　利小便　甘平　酸寒　苦寒

辛溫　淡滲

黃蘗　石斛　麥門冬　木瓜　茯苓

石菖蒲　木通　澤瀉　薏苡仁　萆薢

防已　車前子

燥症諸濇枯涸乾勁皴揭皆屬於燥角弓反張筋攣急不舒舌强不能言二便閉濇口渴口乾舌苦皮膚皴揭毛髮脆折津液不生血枯胃槁以致飲食不化噎膈吐食

忌升散　破氣　下　辛燥　大熱　温　藥錄後

宜潤　益血　辛　甘寒　酸寒　鹹寒
有熱症者宜兼清熱

當歸　地黃　麥門冬　人乳　牛乳

肉蓯蓉　酥　蜜　甘菊花　胡桃　麻仁

柏子仁　人參　胡麻　天門冬　松實

蔗漿　五味子　白芍　棗仁　蘆根汁

梨汁　韭汁　童便　佐以羲汁

火症諸熱瞀瘛暴瘖冒昧燥擾狂越罵詈驚駭胕腫疼酸氣逆上衝禁慄如喪神守嚏嘔瘡瘍喉痺耳鳴及聾嘔涌溢食不下目眛不明暴注瞤瘛暴病暴死皆屬於火

忌補斂　升發　閉氣　辛燥　溫熱　諸藥錄

後

宜降折　下　　鹹寒　苦寒　辛寒　甘寒

大黃　童便　芒硝　黃芩　黃連　黃蘗

連翹　石膏　山梔　玄參　甘草　知母

天冬　麥冬　生地　藍汁　虛者宜甘寒鹹

寒以滋水不宜用苦寒傷胃

猝眩仆九竅流血多不治　忌同火

宜童便　鹽湯　竹瀝　藍汁　梨汁　生犀角

汁

猝心痛　忌同火

宜山梔　白芍藥　玄胡索　生甘草　塩湯

蘇子

目暴赤腫痛甚見肝實條内忌宜俱同

二便忽閉以利小便為先　忌同火

宜降潤　苦寒　甘寒　辛寒　利竅

大黃　蘇子　生蜜　麻仁　桃仁　石膏

知母　天冬　麥冬　黃芩　山梔　滑石

澤瀉　猪苓　車前　木通

頭面赤腫　忌同火

宜清熱解毒　發散　苦寒　辛寒　甘寒

鹹寒

甘菊花　鼠黏子　連翹　荆芥　薄荷

蟬蛻　大黃　玄參　石膏　知母　竹葉

童便　生甘草

忽大渴思冰水　忌同火

宜潤　生津液　辛寒　甘寒　鹹寒

石膏　知母　玄參　麥冬　竹葉　括樓根

梨汁　蔗漿　童便　涼水　氷　五味子

口乾舌苦　忌宜俱同火

暴瘖　忌同火

宜降氣　發音聲　苦　甘寒　辛涼　鹹寒

蘇子　枇杷葉　貝母　桔梗　百部　竹瀝

梨汁　天門冬　甘草　薄荷　玄參　童便

麥冬　桑白皮

暴注　忌同火

宜利水　苦寒　酸寒

茯苓　黃連　黃芩　白芍藥　生甘草

葛根　滑石　木通　虛者加人參　白扁豆

蓮肉

躁擾狂越罵詈驚駭　忌同火

宜清鎮　苦寒　辛寒　鹹寒

丹砂　牛黃　黃連　黃芩　山梔　滑石

石膏　知母　童便　大便閉者加大黃下之

不行加芒硝

禁慄如喪神守　忌同火　宜同躁擾狂越

氣逆衝上　忌同火
宜降氣　酸斂　甘寒　苦寒　鹹寒
蘇子　枇杷葉　橘紅　五味子　石斛
番降香　黃蘗　山茱萸　牛膝　白芍藥
童便　桑白皮　麥冬

瞤瘛瞀瘈　忌同火
宜清熱和肝　酸寒　苦寒　辛寒　甘寒
白芍藥　生甘草　竹葉　玄參　黃連
生地黃　甘菊花　麥門冬　知母　石膏

已上忌宜為風寒暑濕燥火六淫外症下乃陰陽五臟六腑裏虛實內症之忌宜也

陽虛即真氣虛其證惡寒或發熱自汗汗多亡陽陽虛不發熱單惡寒者居多

忌破氣　降泄　利水　苦寒　又忌辛熱發散

青皮　枳殼　厚朴　牽牛　檳榔以上破氣

大黃　石膏　山梔　知母　天冬　生地

栝樓已上降泄　澤瀉　木通　瞿麥　漢防己

海金沙　葶藶　豬苓　滑石以上利水　黃芩

黃連　黃蘗　玄參　槐花已上苦寒　芍藥

烏梅　醋已上酸　麻黃　羗活　獨活　前胡

防風　荊芥　吳茱萸已上辛熱發散

宜補　甘　溫　熱

人參　黃耆　二朮　炙草　當歸　桂

淫羊藿　附子　仙茅　鹿茸　羊肉

補骨脂　巴戟天

陰虛即精血虛其證為欬嗽多痰吐血咯血嗽血鼻衄齒衄盜汗自汗發熱寒熱潮熱骨乏無力不眠氣

急腰背痛

忌補氣　復忌破氣　燥熱辛溫　又忌大寒大傷胃　幷升提發散　利水

人參　黃耆　二朮已上補氣　南星　半夏

附子　官桂　桂枝　仙茅　鹿茸　乾薑

丁香　胡椒　烏頭　火酒　吳萸　烏藥

生羌已上燥熱辛溫　山梔　黃芩　黃連　大黃

芒硝　玄明粉已上大寒大苦傷胃　麻黃　升麻

柴胡　羌活　獨活　藁本　川芎　防風已上

升提發熱　破氣利水藥錄後

宜生精補血兼清虛熱　斂攝　酸寒　甘寒

甘平　鹹寒　略兼苦寒

地黃　栢仁　人乳　沙苑蒺藜　枸杞子

牛膝　麋角膠　阿膠　酸棗仁　沙參

石斛　白芍藥　山茱萸　遠志　地骨皮

薯蕷　續斷　車前子　五味子　鱉甲

麥門冬　黃蘗　知母　牡丹皮

表虛其證自汗惡風洒淅寒喜就溫煖脉浮無力

忌破氣　升發　辛熱

麻黃　升麻　防風　柴胡　羌活　獨活

前胡　乾葛　紫蘇　薄荷　白芷　生羌

荊芥已上升發　吳萸　桂枝表虛而中寒者不忌　乾薑已上

辛熱　破氣藥見後

宜補斂　益氣實表　甘　酸

人參　黃芪　芍藥　甘草　桂枝有熱者勿用

五味子

裏虛其證洞泄或完穀不化心腹痛按之即止或腹

脹或傷寒下後痞滿

忌破氣 下 苦寒

大黃 芒硝 玄明粉 牽牛已上下 黃芩

黃連 山梔 天門冬 茗已 知母上苦寒

破氣藥餘後

宜溫補 甘 佐以辛熱

人參 朮 炙甘草 大棗 糯米 肉桂

附子有熱者勿用 乾薑

陽實即表邪熱盛其證頭痛寒熱遍身骨痛無力

忌補斂　下　大熱

黃芪　人參　二朮　桂枝　芍藥　五味

醋　米麪食　猪羊犬　已上補斂　附子

胡椒　乾薑　肉桂　蒜　吳茱萸　已上大熱

下藥錄後

宜辛寒發散　天寒畧加辛熱辛溫佐之

石膏　知母　葛根　麥冬　前胡　柴胡

黃芩　紫蘇　薄荷　升麻　防風　葱白

荊芥　羌活　麻黃　冬月可用　春夏忌之

陰實即裏實外感證屬邪熱內結者其證胸腹鞕痛手不可近大便七八日不行或挾熱下痢

忌辛溫發散　補斂　藥見上

宜下　　苦寒　鹹寒　甘辛

大黃　厚朴　枳實　滑石　山梔　黃芩

黃連　藍　茵陳　芒硝　桃仁

陽厥即熱厥其證四肢厥逆身熱面赤脣燥大渴口乾舌苦目閉或不閉小便赤澀短少大便燥結不省人事

忌升發　補斂　燥熱辛温　諸藥俱錄後

宜下　清熱　甘寒　苦寒　鹹寒

大黄　芒硝　石膏　黄芩　黄連　山梔

知母　童便　如挾虛有痰者宜麥門冬竹瀝

蘆根汁梨汁牛黄童便如婦人熱入血室因而

厥者藥中以童便為君加赤芍藥生地黄牛膝

牡丹皮桃仁甚者大便結燥加大黄芒硝下之

通即止勿盡劑

陰厥即寒厥其證四肢厥逆身冷面青踡臥手指爪

青黯腹痛大便溏或完穀不化小便自利不渴不省人事

忌下　破氣　苦寒　鹹寒　酸寒

食鹽　童便已上鹹寒芍藥　醋已上酸寒

下破氣苦寒藥錄後

宜補氣　溫中　甘溫　辛熱

人參　乾薑　附子　桂　吳茱萸

上盛下虛屬陽盛陰虛

忌升散　下　助陽補氣　復忌破氣　燥熱

辛

宜降　益陰　甘寒　酸寒　佐以鹹寒

苦寒

蘇子　生地　沙參　牛膝　枇杷葉

枸杞子　麥冬　天冬　白芍　玄參

山茱萸　五味子　黃蘗　童便

心虛八證

忌升發　破氣　苦寒　辛燥　大熱　諸藥錄

後

宜補血 甘溫 酸斂 佐以鹹寒 鎮墜

生地黃 龍眼肉 人参 石斛 丹参

茯神 炙甘草 酸棗仁 五味 栢仁

遠志 炒鹽

癲癇驚邪屬心氣虛兼有熱痰忌同上宜清熱豁痰

合心虛加麥門冬 犀角 羚羊角 竹瀝

天竹黃 牛黃 胆星 貝母 琥珀 金箔

心煩不得眠屬心血虛有熱忌同上宜養陰血清熱

加白芍藥 玄参 黃連 淡竹葉 沙参

怔忡心澹澹動盜汗屬心血虛汗者心之液也忌同上宜補斂清熱合心虛加當歸 黃芪 芍藥

黃芩 黃柏

伏梁屬心經氣血虛以致邪留不去

忌破血 汗 下

三稜 蓬茂 羌黃 䗪蟲 紅藍花 水蛭

桃仁 已上破血 諸藥錄後

宜活血 涼血 散熱通結 辛鹹

當歸 乳香 五靈脂 没藥 赤芍藥

乙金　遠志　菖蒲　延胡索　茯神　參用
東垣伏梁丸治之

肝虛十證

忌收斂　破氣　苦寒　下　諸藥錄後
宜辛散　甘緩
當歸　陳皮　生薑　地黃　甘菊　甘草
胡麻　穀精草　決明子　刺蒺藜　因鬱而
慮者加細辛　縮砂密　沉水香　川芎
香附

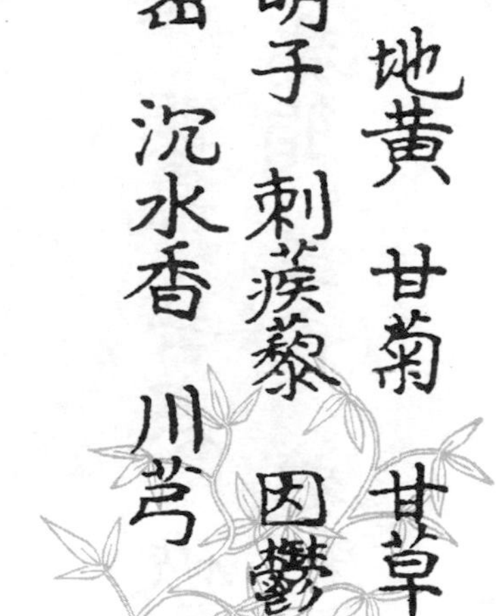

轉筋屬血虛

忌下　復忌升　燥熱　閉氣　苦寒　破氣

二术　黄芪　銀杏　猪脂　羊肉　麩已上閉氣

宜酸　辛　甘平

木瓜　牛膝　當歸身　石斛　續斷　陳皮

芍藥　炙草　縮砂密

目昏目光短屬肝血虛及腎水真陰不足

忌破氣　升　燥熱　諸藥錄後

宜補肝兼滋腎　甘温益血　甘寒除熱

甘枸杞　生地黃　甘菊花　沙苑蒺藜
穀精草　五味子　決明子　天門冬
麥門冬

目翳屬肝熱兼腎水不足

忌破氣　升　燥熱　苦寒　諸藥錄後

宜補肝血　除熱　退翳

甘菊花　生地黃　決明子　石決明
沙苑蒺藜　羚羊角　犀角　黃連　伏翼糞
木賊　穀精草　蜜蒙花　人爪　蟬脫

石蟹　真珠　琥珀

亡血過多角弓反張或小腹連陰作痛屬肝血虛有熱

忌同肝血虛

宜補血清熱　甘寒　甘溫　酸寒　鹹寒　辛潤

當歸　生地黃　白芍藥　炙草　牛膝　麥冬　童便　牡丹皮　甘菊花　有汗加人參　黃芪　棗仁　五味子

偏頭痛屬血虛肝家有熱不急治久之必損目忌同

目昏

宜養血清虛熱　甘寒　酸寒　辛寒

生地黃　天門冬　甘菊花　白芍藥　當歸

川芎　烏梅　炙甘草　土茯苓　金銀藤

黑豆　有火實者加黃連酒炒大黃酒蒸芎藭

石膏　雨前茶

目黑暗眩暈屬血虛兼腎水真陰不足忌同上

宜養血補肝　清熱　甘寒　甘平　酸寒

苦寒

生地黄　枸杞子　甘菊花　五味子

白蒺藜　當歸　薯蕷　甘草　山茱萸

白芍藥　天門冬　黄蘗

肥氣屬氣血兩虛肝氣不和逆氣與瘀血相併而成

忌同上苦寒

宜和肝散結氣　兼行氣血凝滯　甘溫　甘平

川芎　當歸　沉香　乾薑　肉桂　橘皮

紅花　鬱金　延胡索　赤芍藥　香附

山查　紅麴　砂仁　參用東垣肥氣丸治之

脾虛十二證

忌下　降泄　破氣　苦寒　諸藥錄後

宜甘溫　佐以辛香　酸平

人參　大棗　黃芪　薯蕷　炙甘草

白茯苓　蓮肉　橘紅　藿香　木瓜

白扁豆　白豆蔻　白芍　棗仁

飲食勞倦傷脾發熱或飲食不消化補藥中　加麥蘗

穀蘗

忌破氣　消導尅伐　苦寒　復忌燥

草果　枳實　檳榔　蓬茂　三稜

宜補中益氣　甘溫　升　酸

人參　黃芪　朮　炙甘草　大棗

白芍藥　柴胡　升麻　石斛　麥門冬

橘紅　酸棗仁

停飲為恣飲湯水或冷茶冷酒所致

忌下　酸斂　溼潤　滯膩

桃仁　郁李仁

宜健脾利水　淡滲　兼辛散

人參　白朮　半夏　茯苓　橘皮　澤瀉

豬苓　木通　桑白皮　旋覆花　紫蘇

白豆蔻

水腫屬脾氣虛

忌破氣　下泄　濕潤　鹹　苦寒

食鹽　商陸　鹹　以上諸藥錄後

宜補脾益氣　燥濕　利水　辛香　甘溫　佐

以淡滲

人參 二朮 薏苡仁 橘皮 薯蕷
桑白皮 木瓜 茯苓 赤小豆 香薷
豬苓 縮砂蜜 澤瀉 姜皮

脾虛中滿屬脾氣虛兼脾陰虛

忌破氣下 消導 利水 甘
飴糖 大棗 蜜 甘草 已上甘 諸藥錄後

晝劇夜靜屬脾氣虛宜補氣健脾 甘溫 淡滲
佐以辛香
人參 二朮 白芍藥 茯苓 橘皮

桑白皮　姜皮　藿香　車前子　縮砂蜜

無熱證佐以桂

夜劇晝靜屬脾陰虛宜補脾陰　兼制肝清熱

甘平　酸寒　淡滲

酸棗仁　石斛　蓮肉　白芍藥　橘皮

白扁豆　五味子　蘇子　木瓜　桑白皮

茯苓　車前子

噎膈屬氣血兩虛由於血液衰少而非痰氣壅逆所成

忌破氣　升　復忌下　消導　燥　苦寒

辛熱

宜降　清熱潤燥　甘溫甘平以益血　佐辛香

順氣

蘇子　橘紅　枇杷葉　人參　白芍藥

酸棗仁　人乳　牛乳　蘆根汁　姜汁

龍眼肉　白豆蔻　蔗漿　梨汁　韭汁

脾泄屬氣虛

忌破氣　下　消導　苦寒　諸藥錄後

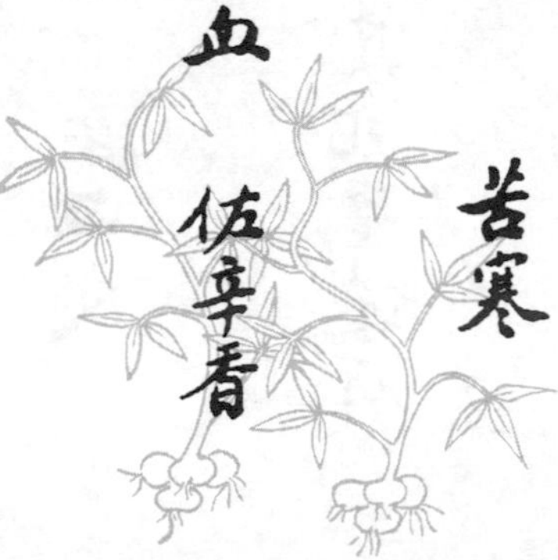

宜溫中補氣　升清　甘溫　甘平　佐以辛香

人參　白朮　炙甘草　薯蕷　白扁豆

車前子　蓮肉　茯苓　白芍藥　升麻

肉豆蔻　縮砂密　柴胡　橘皮　白萊菔

木香　丁香　藿香

兼有濕及痰經年不愈其色白者須服丸製松脂

健忘屬氣血兩虛

忌升　燥熱　復忌苦寒　辛散　諸藥錄後

宜益脾陰兼補氣　酸斂　甘溫　甘寒　辛平

通竅

酸棗仁　白芍藥　人參　黃芪　丹參

炙甘草　五味子　龍眼肉　茯神　遠志

柏子仁　麥門冬　石菖蒲　茯苓

倦怠嗜臥屬脾氣不足　忌破氣　消導　苦寒

宜補氣　兼健脾　甘溫　辛香

人參　白朮　炙甘草　黃芪　茯苓

白扁豆　薯蕷　穀芽　縮砂蜜　橘皮

藿香　白豆蔻

脾虛腹痛按之則止屬血虛

忌破氣　破血　香燥　苦寒　諸藥錄後

宜益氣補血　甘溫　酸平

酸棗仁　炙甘草　人參　大棗　石斛

龍眼肉　麥門冬　白芍藥

痞氣屬脾氣虛及氣鬱所致忌破氣　下　滲潤

苦寒

宜健脾 兼散結滯 甘溫 辛香

人參 白芍 橘紅 縮砂蜜 藿香 穀蘗

麥蘗 紅麴 香附 吳茱萸 木香 參東垣痞氣丸

肺虛

治之七證 忌補氣 升散 辛燥 溫熱 諸藥錄

後

宜清熱 降氣 酸斂 潤燥

貝母 蘇子 沙參 百部 天門冬

麥門冬 百合 杏仁 蜜 梨 柹

枇杷葉　桑白　五味　五倍子　無熱加人參

齁喘屬肺虛有熱因而痰壅忌破氣　升　發散收澀

訶子　亞芙蓉　粟殼　已上收澀餘錄後

宜降氣　消痰　辛涼　甘寒　苦平

枇杷葉　蘇子　貝母　竹瀝　桑根白

栝樓根　款冬花　百部　百合　薄荷

天門冬　麥門冬　馬兜鈴　沙參　前胡

白前　射干

欬嗽吐血痰并聲啞屬肺熱甚

忌升　破氣　復忌補氣　破血　辛燥
收澁

宜降氣清熱　潤肺生液津　涼血益血　甘寒
甘平　鹹寒　佐以苦寒
生地黃　鬱金　蒲黃　茅根　白及　阿膠
側柏葉　童便　知母

肺痿屬肺氣虛有熱　忌宜俱同肺虛

龜胸屬肺熱有痰　忌宜俱同喘欬嗽

息賁屬肺氣虛痰熱壅結所致　忌破氣　辛熱

補斂

宜降氣　清熱開痰　佐以散結

橘皮　白豆蔻　白芥子　旋覆花　射干

桔梗　桑白皮　參用東垣息賁丸治之

腎虛即腎水真陰不足

忌升　破氣　利水　溫熱　辛燥　補命門相

火

仙茅　巴戟天　葫蘆巴　人參　補骨脂

鹿茸　人胞（已上補命門相火）餘藥錄後

宜滋陰　潤　生精補血　除熱　甘寒　酸寒

苦寒　鹹寒

地黃　牛膝　枸杞子　人乳　肉蓯蓉

柏子仁　胡麻　杜仲　山茱萸　續斷

天門冬　麥門冬　知母　黃蘗　五味子

鱉甲　兔絲子　車前子　丹參　童便

地骨皮　沙苑蒺藜　薯蕷

腎虛腰痛屬精氣虛　忌破氣　燥熱　宜同腎虛

骨之無力屬陰精不足腎主骨故也忌宜俱同腎虛

骨蒸潮熱屬精血虛極以致陽無所附火空上炎忌宜俱同腎虛

傳尸勞　忌同腎虛　宜除熱益陰　殺勞蟲　兼清鎮

諸藥同腎虛加　鬼臼　乾漆　漆葉

胡黃連　盧會　象膽　獺肝　安息香

丹砂　磁石　神水

五心煩熱屬真陰不足　忌宜俱同腎虛

夢遺泄精屬腎虛有火　忌同腎虛

宜滋陰　生精補血　除熱　酸斂　佐以澀精

石斛　蓮花蕊　生甘草　龍骨　魚膠

蓮肉　牡蠣　縮砂蜜　覆盆子　遠志

韮子

小便短澀熱赤頻數屬腎虛有火　忌宜俱同腎虛

溺有餘瀝屬氣虛　忌同腎虛　宜亦同腎虛以五

味子黃蘗人參為君加兔絲子覆盆子為臣益

智為佐如覺平日肺家有熱或欬嗽有火者忌

人參用沙參

溺血血淋屬腎虛有火熱傷血分忌同腎虛

宜同腎虛加側柏葉　阿膠　茅根　韭白

乾地黃　戎鹽　蒲黃

傷精白濁屬房勞過度以致精傷流出似白濁證

忌利小便　燥　辛熱　宜同腎虛

五淋屬腎虛兼有濕熱　忌宜腎虛　宜亦同加清

濕熱

茯苓　黃蘗　車前子　石斛　萆薢

薏苡仁

精寒水竅不通屬房慾不竟或思慾不遂或懼泄忍精或老人氣不足以送精出竅忌破氣　下利小便　燥熱

宜行敗精　壯實人宜兼泄火　老人宜兼補氣血外治用吮法

牛膝　生地黃　當歸　桃仁　車前子

鹿角霜　紅花

齒浮真牙搖動及下齦軟或齒衄屬腎虛有熱

忌同腎又忌當歸等藥

宜益陰　涼血　固腎　諸藥略同腎虛應以地黃黃蘗五味子為君桑椹牛膝沙苑蒺藜鹿茸天門冬為臣龍骨牡蠣為使

下消屬腎陰虛火伏下焦　忌同腎虛

宜清熱　及峻補真氣　潤　酸斂　諸藥同腎虛宜以黃蘗五味子生地黃天門冬麥門冬人參為君石斛牛膝知母人乳童便為臣地骨皮

青蒿　側柏為佐

善恐屬腎氣虛腎藏志故也　忌破氣　苦寒　諸

錄後

宜補氣強志　辛平　甘溫　佐以辛香

人參　遠志　茯苓　酸棗仁　柏子仁

沉水香　鹿茸　石斛

陰竅漏氣屬腎氣虛不固腎主納氣虛則不能納故

也

忌破氣　降　香燥　辛熱

蘇子　鬱金　降香　橘皮　沉水香　通草

已上降　白豆蔻　木香　香附　已上香燥　餘藥錄後

宜補真氣　酸斂　固澀

人參　五味子　山茱萸　覆盆子　龍骨

牡蠣　遠志　枸杞子　益智子　金櫻子

沙苑蒺藜　蓮鬚　參用腎虛條內諸藥

疝屬腎虛寒濕邪乘虛客之所致丹溪謂與腎經絕無相干者誤也又有先因濕邪為病後成濕熱者藥宜分寒熱先後二途

忌升　破氣　苦寒　濕潤

諸藥錄後

宜補氣　通腎氣　除濕　又有陰虛有熱之人

病此兼宜除濕

人參　黃芪　橘核　合歡子　荔枝核

牛膝　木瓜　杜仲　萆薢　川楝子

巴戟天

虛寒而痛加桂　蘹香　補骨脂　仙茅　虛

熱而痛加黃蘗　車前子　濕盛者加朮

奔豚屬腎虛腳家濕邪下傳客腎所致　忌同疝兼

忌燥
宜補氣　健脾　辛溫　散結
人參　薯蕷　桂　牛膝　山茱萸　蛇床子
懷香　參用東垣奔豚丸治之

命門虛即元陽真火不足四證
忌下泄　破氣　發散　辛寒　苦寒　淡滲
燥　補腎水苦寒藥　諸藥錄後
黃蘗　知母　生地黃　天門冬　已上補腎水苦寒藥
宜益真陰之氣　甘溫　鹹溫　甘熱　酸斂

人參　人胞　肉蓯蓉　兔絲子　枸杞子
五味　石棗　鹿茸　覆盆子　巴戟天
補骨脂　附子　仙茅

陰痿屬命門火衰下焦虛寒　忌同命門虛
宜同命門虛加　海狗腎　蛇床子　原蚕蛾
牛膝　雀卵　狗陰莖

腎泄即五更及黎明泄瀉者是也亦名大瀉泄屬命
門真火不足　忌同命門虛　宜益　甘溫
肉豆蔻　補骨脂　人參　薯蕷　蓮肉

砂仁　吳茱萸　五味子　木香

小腸虛遺尿屬小腸氣虛兼腎不足　忌破氣　辛
散　燥熱　宜補氣　甘溫　酸溫
人參　黃芪　麥門冬　五味子　山茱萸
遺尿宜固澀加益智龍骨金櫻子牡蠣

膽虛　二證　忌汗　下　苦寒　破氣　燥　吐
山梔　瓜蒂　藜蘆　鹽湯　常山　已上吐餘
錄後
宜甘溫　甘平　酸斂　佐以微辛

穀精草　人參　當歸　決明子　甘草
木賊草　白芍藥　竹葉　竹茹　酸棗仁
病後不得眠易驚屬膽氣虛　忌破氣　升發
燥熱
宜補膽氣　甘溫　辛溫　酸平
酸棗仁　人參　甘草　竹葉　當歸　竹茹
白芍藥　橘皮
胃虛之證　忌下　破氣　苦寒　燥熱　諸藥錄後
宜益氣　甘平　甘淡　酸

人参　白朮　藊豆　蓮肉　石斛　橘皮
茯苓　木瓜　芍藥　兼寒加生薑白豆蔻縮砂蜜　兼熱加竹茹枇杷葉麥門冬蘆根汁蔗漿

胃弱不納食及不思飲食　忌宜俱同胃虛仍分寒熱治

胃虛嘔吐宜分寒熱忌宜俱同胃虛

霍亂轉筋屬胃虛猝中邪惡氣及毒氣兼有停滯所致轉筋與肝經血虛不同　忌閉氣　收斂　溫補

大熱

宜調氣和中　辛散　消導

緣於暑必口渴或口乾齒燥口苦小水短赤

白梅　滑石　石膏　甘草　橘皮　絲瓜葉

香薷　木瓜　石斛　童溺　食鹽　縮砂蜜

泥漿　厚朴　白扁豆并葉

緣於寒則小水清白不渴不熱

縮砂蜜　丁香　橘皮　藿香　甚者加吳茱

萸

黃肉桂外治用杉木楠材煎湯浸洗

絞腸痧屬胃氣虛猝中天地邪惡穢汚之氣

忌溫補　斂　尤忌火酒生薑蒜及穀氣米飲熱湯入口即死

宜通竅辟惡　辛散　鹹寒

龍腦香　蘇合香　藿香　檀香　乳香

芒硝　童便　煎藥亦宜冷服

中惡腹中疞痛屬胃氣虛惡氣客之所致　忌同絞腸痧

宜辟惡氣　通暢胃氣　辛散

龍腦香　檀香　麝香（孕婦忌用）　牛黃　乳香
蘇合香　沉水香　丹砂　雄黃　鬼臼
藿香　白豆蔻　石菖蒲　橘皮　木香
遠志　乾薑　桂

反胃屬氣虛中濇屬胃弱

忌破氣　升　苦寒　甘　燥熱　諸藥錄後

宜補氣　降氣　和胃　清熱　酸斂以制肝

枇杷葉　人參　蘇子　橘皮　木瓜
麥門冬　蘆根汁　竹茹　石斛　梅醬

蒺藜　白茯苓　白芍藥　若因虛寒而得者

加生薑　朮　白豆蔻

大腸虛四證　忌破氣　下　燥熱　諸藥錄後

宜補氣　潤燥　甘溫

人參　黃芪　麥冬　五味　白芍　炙草

虛熱便閉不通屬血虛津液不足

忌破氣　下　燥熱　苦溫　損津液　郁李仁　損津液

宜生津液　潤燥　涼血　益血

生地黃　五味　麥冬　天冬　芝蔴　麻仁

肉蓯蓉　生蜜　當歸　蘆薈　炙草

虛熱滑泄不禁屬氣虛　忌破氣　下　溼潤

苦寒

宜補氣　升　甘溫　酸斂

人參　黃芪　白朮　炙甘草　吳茱萸

肉豆蔻　蓮肉　升麻　木瓜　補骨脂

五味子　赤石脂

腸鳴脫肛腸氣虛兼有濕熱　忌同大腸虛

宜補氣　升提　除濕熱

人參　黃芪　炙草　白朮　蓮肉　白扁豆

升麻　乾葛　柴胡　黃蘗　防風　白芍藥

黃連　黃芩　樗根白皮　外用五倍子傅之

膀胱虛三證　忌破氣　燥　利小便　宜補氣

酸斂

人參　五味子　山茱萸　益智子　金櫻子

小便不禁屬氣血虛　忌降下　滲潤　燥熱

宜同膀胱虛加　牡蠣　龍骨　鹿茸　桑螵蛸

鷄膍胵　頻數不能少忍加麥門冬　五味子

山茱萸　天門冬　黃蘗　柏子仁　鱉甲

牛膝　甘枸杞子

遺尿屬本經氣虛見小腸虛條内因膀胱虛亦能致遺尿故復列此　忌宜俱見小腸虛

膀胱虛　忌宜俱同疝

三焦虛　二證　忌破氣　降　復忌升發　苦寒

宜補中益氣　佐以辛溫

人參　黃芪　白朮　益智子　沉香

五味子

短氣腹寒屬中氣虛　忌宜俱同三焦

心實即實火實熱五證忌補斂　升　熱　温燥

宜降火清熱　苦寒以折之　辛寒以散之　甘

寒以緩之　鹹寒以潤之

黃連　犀角　石膏　丹砂　牡丹皮

生甘草　滑石　竹葉　麥冬　童便　便結

燥加芒硝大黃發狂亦如之

譫語屬心家邪熱　舌破屬心火　煩燥屬心家邪

热及心火内炎煩屬心燥屬腎　自笑屬心家有热邪發

狂屬心家有邪热甚　已上忌宜俱同心實

肝實五證忌補氣　升　酸斂　辛热　辛温　燥

諸藥錄後

宜清热降氣　苦寒　辛寒　甘寒　酸寒

橘皮　青皮　蘇子　黃連　龍胆草

生甘草　黃芩　柴胡　竹葉　青黛

赤芍藥

善怒怒則氣上逆甚則嘔血及飧泄

忌補 升 热燥 閉氣 諸藥錄後
宜降氣 清热 甘寒 酸寒 鹹寒 佐以辛
散
蘇子 鬱金 青黛 麥冬 赤芍 生甘草
橘皮 蒲黃 當歸 砂仁 香附 生地黃
童便

善太息忽忽不樂 脇痛嘔血屬肝氣逆肝火盛肝
血虛 忌宜俱同善怒
發搐屬肝家邪热熱則生風風主掉眩故也

善怒

宜清热　降氣　利小便　緩中

黄連　芍藥　丹砂　童便　生地黄

羚羊角　蘇子　麥冬　竹葉　茯苓

生甘草　甘菊花　木通

目赤腫痛屬血熱　忌同肝實善怒

宜涼血清熱　甘寒　苦寒　酸寒

生地黄　赤芍藥　穀精草　蜜蒙花

龍胆草　甘草　甘菊　荊芥　黄檗　大黄

連翹　黃連　玄參　山梔　竹葉　空青
曾青　木通　童便　芒硝　雞核　急者宜
以三稜針刺破眼眶腫處將出热血立解遲則
血貫瞳人目損矣

脾實即溼热邪勝六證

忌溼潤　收澀　滯膩　热　鹹　甘　諸藥錄
後
宜除溼清热　利小便　辛散　風燥　苦寒
水　山梔　猪苓　澤瀉　滑石　車前

茯苓　防風　乾葛　黃連　枳實　白豆蔻

蟲脹繇於脾家溼熱積滯或內傷瘀血停積而成

忌破氣　甘溫　燥熱

宜除濕　清熱　利小便　消積

車前子　木通　防已　豬苓　澤瀉　茯苓

烏蠡魚　葶藶　山查　紅麴　三稜　蓬朮

桑白皮

易飢屬脾家邪火　忌升　辛溫　大熱　香燥

沉香　麝香　龍腦　豆蔻　藿香　縮砂蜜

已上香燥

宜清火除热　生津液　益脾陰　甘寒　苦寒

酸寒

黄連　青黛　連翹　山梔　麥門冬

酸棗仁　芍藥　石膏　竹葉　石斛

中消口糜口唇生瘡屬脾家热　忌温燥热

宜甘寒　酸寒　苦寒　辛寒

麥門冬　甘草　烏梅　黄連　黄檗

生地黄　白芍藥　玄參　連翹　乾葛

石膏　龍胆草　括樓根　大青　竹葉

溼熱腹痛按之愈甚　忌悶氣　酸斂　温熱　燥

宜利小便　兼升提　苦寒

滑石　木通　黃連　黃芩　升麻　柴胡

葛根　防風　車前子不愈加熟大黃即土鬱

則奪之義也

肺熱八證　忌斂澀　補氣　升　燥熱　酸　鹹

宜降氣　潤　甘寒　苦寒　佐以辛散

枇杷葉　蘇子　桑白皮　貝母　杏仁

白前　天門冬　前胡　車前子　知母
桑黃　石膏　括樓根　黃芩
喘急屬肺有實熱及肺氣上逆忌同肺實宜亦同加
桔梗　甘草　括樓仁　玄參　青黛
聲重氣壅痰稠屬肺熱　忌宜俱同肺熱
喉癬肺脹肺癰屬肺熱　忌同肺實
宜清熱　消痰　降火　解毒散結　甘寒
苦寒　辛寒
桑白皮　桑黃　黃芩　括樓根　貝母

薏苡仁　虎耳草　戴米　連翹　鼠黏子
甘草　敗醬草
吐膿血血痰欬嗽嗽血屬肝家火實熱甚此正邪氣
勝則實之謂　忌同肺實　宜清熱降氣涼血
豁痰
枇杷葉　桑白皮　童便　蘇子　前草
蒲黃　麥門冬　天門冬　百部　桑黃
百合　甘草　生地黃　薏苡仁　貝母
白芨　桔梗　紫菀　白芍藥　款冬花

上消屬肺家實火及上焦热　忌同肺實

宜降氣　清热　補肺　生津　甘寒　苦寒

酸寒　辛寒

蘇子　桔梗　百部　百合　麥門冬

枇杷葉　黃芩　沙參　黃連　葛根

桑白皮　天門冬　知母　玄參　石膏

甘草　括樓根　五味子　蘆根　冬瓜

人乳　天酒　白芍藥　箽竹葉

腎無實故無瀉法

命門實 二證 忌補氣 溫 热 宜苦寒 甘寒
鹹寒
天門冬 麥門冬 黃蘗 知母 玄參
木通 牡丹皮 車前子 澤瀉

強陽不倒屬命門火實孤陽無陰所致此證多不治
忌同命門實 宜亦同加五味 童便
生地黃

水竅澀痛屬命門實火 忌同命門實
宜清热 利竅 甘寒 苦寒 鹹寒 佐以淡

滲
車前子　黃檗　知母　黃芩　牛膝
生地黃　天門冬　甘草　童便　茯苓
木通　麥門冬

小腸實壹證　忌斂澀　補氣
宜通利　泄滲　苦寒　甘寒　鹹寒
車前子　茯苓　木通　黃檗　知母
生甘草　麥門冬　黃芩　黃連　牛膝
童溺　生地黃

小水不利及赤或澀痛尿血　忌宜俱同小腸實

胆實二證　忌汗　吐　下

宜和解　辛寒　甘寒　苦寒　辛溫

柴胡　黃芩　半夏　生薑　甘草　龍胆草

橘皮

口苦耳聾脇痛往來寒热　忌同胆實　宜同仲景

小柴胡湯隨所見兼證加減

鼻淵屬胆移热於腦　忌辛溫　燥热

宜清热　補腦　甘寒　甘平　佐以辛寒

天門冬　沙參　薄荷　柴胡　辛夷
沙苑蒺藜　甘菊花　石膏　黃芩　玄參
知母　生地黃

胃實六證忌升　補斂　辛溫　燥熱　溼潤
宜下　如邪未結宜清熱發散　苦寒　辛寒
甘寒
大黃　枳實　知母　石膏　葛根　竹葉
大青　小青　青黛　麥冬　甘草

譫語發狂發斑棄衣而走登高而歌屬胃家邪熱實

忌同胃實　宜亦同如大便結者加芒硝亟下之發狂者加鼠黏子玄參栝樓根多用石膏為君便結亦加大黃下之

嘈雜吞酸口臭口淡數欲飲食屬胃火　忌同胃實　宜清熱降火　苦寒　甘寒　辛寒
黃連　青黛　連翹　麥冬　石斛　蘆根汁
竹葉　石膏

嘔吐屬胃火者必面赤小便短赤或澀大便多燥口苦或乾偈　忌同胃實　宜亦同加枇杷葉　竹茹

木瓜　蘆根　橘皮　通草　茯苓

大腸實四證　忌補斂　燥熱　宜潤下　苦寒

辛寒

麻仁　桃仁　黄連　黄芩　槐花　生地黄

大黄　石膏　知母　枳殼

便鞕閉　忌同大腸實　宜亦同加芒硝　猪胆

檳榔　郁李仁　石蜜

臓毒腸風下血屬大腸溼熱　忌下　燥熱

宜清熱涼血　蔗汁　甘寒　苦寒

槐花　地榆　黃連　黃芩　生地黃
白芍藥　荊芥　防風　甘草　紅菊
側柏葉　白頭翁　蒲黃　鷄子　萬穀

腸癰屬大腸實火　忌同腸風下血
宜下　苦寒　解寒
大黃　白芷　白芨　白蘞　白藥子
忍冬藤　連翹　甘草　黃連　黃芪
生地黃　天明精　明礬　黃蠟　生蜜已上三味作丸

膀胱實壹證 忌燥热 收澀 宜潤 淡滲

知母 黃檗 木通 瞿麥 車前子 滑石

茯苓 猪苓 澤瀉

癃閉屬膀胱實热 忌破氣 發散 燥热 如屬

水液不足兼忌利小便

宜同膀胱實佐以升提 升麻 柴胡

三焦實三證 忌補斂 升 燥熱

宜降 清热 調氣 甘寒 苦寒 鹹寒

蘇子 麥冬 知母 黃檗 玄參 山梔

黃芩　黃連　童便

喉痺即纏喉風屬小陽相火少陰君火並熾經曰一陰一陽結為喉痺一陰者小陰君火也一陽者少陽相火也

忌同三焦實

宜辛散　佐以苦寒　鹹寒　急則有鐵吹吐三法

鼠黏子　射干　黃連　黃蘗　山豆根
麥門冬　生犀角　知母　玄參　童便
山慈菇　苦桔梗　續隨子　蘇子　貝母

甘草

急治用胆礬朴硝牛黃為末和勻吹入喉中又法用明礬三錢巴豆七粒去殼同礬煅礬枯去巴豆即取礬為細末吹入喉中流出熱涎即寬

頭面赤熱屬上焦火升　忌同三焦實

宜降　清熱　甘緩　佐以酸斂

蘇子　天冬　麥冬　玄參　薄荷　枇杷葉

梨　柿　蔗　童便　五味　括樓根

芍藥

赤白遊風屬血熱熱則生風故善遊走俗名火丹小兒多患此大人亦時有之　忌同三焦實

宜清熱　凉血　兼行血　辛寒　甘寒　苦寒　鹹寒

黃連　黃檗　蒲黃　生地黃　生甘草

牡丹皮　連翹　玄參　牛膝　紅藍花

鼠黏子　赤芍藥　藍汁　苧根　童便

牡丹皮

宜兼外治砭出熱血及用漆姑草慎火草搗爛

敷之即易愈

諸瘧熱多忌辛熱宜清熱

貝母　石膏　橘紅　乾葛　滑石　麥門冬

竹葉　牛膝　知母　黃芩　柴胡　何首烏

茯苓　烏梅　牡蠣　鱉甲

寒多忌苦寒宜辛溫

桂枝　羌皮　白朮　蒼朮　草豆蔻　人參

黃芪　當歸　半夏　炙草　白豆蔻　橘紅

汗多忌散宜補斂

人参 白术 黄耆 秋冬加桂枝

無汗忌補斂宜疎散

乾葛 柴胡 石膏 羌活 羌皮 人参

蒼术

瘧母忌純補宜補中行滯

鱉甲 射干 牡蠣 三稜 桂 縮砂蜜

橘皮 青皮 人参

諸痢忌破 閉氣 收澀 燥 溫熱 鹹寒

滑膩

宜清熱消積 開胃氣 升 利小便

黃連 黃芩 白芍 紅麴 山查 廣橘紅

升麻 葛根 滑石 蓮肉 甘草 白扁豆

烏梅 如胃弱加人參三四錢 蓮子四十粒 桔紅二錢

升麻二錢 如腹痛以黃連四錢 白芍三錢 炙草壹錢

五分 黃檗壹分 升麻七分 煎服 如裏急同上藥加當

歸二錢 如後重甚加檳榔壹分五分 枳殼壹分五分 木香

汁七匙 如口渴去木香倍滑石 如小便赤澀短

少或不利亦倍之 赤多倍烏梅山查紅麴 白多

加吳茱萸七分惡心欲嘔即噤口痢多用人參
蓮肉扁豆白芍以綠色升麻七分佐之久痢不
止加肉豆蔻壹分人參三分砂仁壹分五分
白茯苓二分

泄瀉忌滲潤　破氣　下　苦寒　滑利

宜安胃補脾　升　利小便

人參　茯苓　蓮肉　白朮　升麻　車前子
橘紅　藿香　木瓜　乾葛　炙草　白萊服
藊豆　虛寒者加肉豆茯苓補骨脂　吳茱萸

虛熱者去白朮加川黃連　倍芍藥　蓮肉
暑溼為病則小水短赤或口渴倍用羌妙黃連
為君佐以乾葛升麻緣於感風寒者二朮吳茱
萸砂仁陳皮乾羌紫蘇主之若緣飲食停滯者
兼消導山查麥芽神麴陳皮肉豆蔻

諸疸忌破氣　閉氣　下　鹹　滑利　滯膩　潤
　燥熱　有瘀血者兼忌酸寒
宜清熱　利水　除溼　養胃氣　有停滯者宜
　消積滯　有瘀血者宜者宜行血

茵陳蒿　黃連　苜蓿酒疸非此不愈　梔子　紫草

滑石　栝樓根　秦艽　車前子　白蘚皮

黃芩　茯苓　仙人對坐草　連錢草一名壁屬草一

右九里香取汁入羌汁少許飲之良　虛者加人參停滯者加紅麴橘穀麥蘗山查瘀血加琥珀牡丹皮紅麴紅花桃仁延胡索蒲黃五靈脂韭元氣壯實者服前藥瘀血不行可加熟地黃虛勿用

痰繇於熱　忌燥　溫熱　補斂　升　諸藥錄後

宜降　潤　清熱　苦寒　辛寒　佐以鹹

寒

蘇子 橘紅 黃芩 薄荷 枇杷葉

桑白皮 百部 桔梗 貝母 蛤粉

括蔞根 括蔞仁 天冬 麥冬 竹瀝

童便 膠固者加霞天膏

痰發於風寒 忌補斂 酸 鹹 澀潤 諸藥錄

後

宜降氣 辛散

橘紅 蘇子 杏仁 天麻 前胡 桑白皮

半夏　南星　葛根　薄荷　白前　生姜汁

痰飲於溼　忌潤　鹹　酸　滯膩　發溼諸藥

宜健脾　燥濕　辛散　佐以淡滲後録

人參　二朮　橘紅　半夏　茯苓　桑白皮

澤瀉

飲如涎而薄者或如涎而稠者伏於胸中及脾胃間或吐酸水苦水黃水綠水或伏而不吐上支心胸胃脘作痛不可忍按之不得下或發寒熱嘔吐不得飲食

忌宜俱同脾虛證內停飲條

諸氣氣有餘即是火　忌升　閉氣　酸斂　滯膩

虛者宜降　補斂　調　溫　酸　辛　甘

枇杷葉　蘇子　橘紅　甘蔗　麥門冬

蘆根汁　白豆蔻　鬱金　甘草　童便

番降香　沉水香　五味子　芍藥　因虛極

而氣不得行者加人參

實者宜破散　香燥　辛苦　辛寒

枳殼　青皮　檳榔　厚朴　木香　縮砂蜜

沉香　香附　烏藥　降香　藿香

諸鬱　忌酸斂　滯膩　補氣　閉氣　諸藥錄後

屬情抱者宜開發志意　調　散結　和中健脾

遠志　貝母　鬱金　香附　石菖蒲

白豆蔻　蘇子　橘紅　木香　麥冬

蘇合香　縮砂蜜

屬五臟者　木鬱達之宜升　吐

升麻　柴胡　川芎　瓜蒂　人參盧

火鬱發之宜散

升麻　葛根　柴胡　防風　羌活

土鬱奪之宜下

檳榔　枳實　厚朴　大黃

金鬱泄之宜降

桑白皮　赤小豆　橘紅　蘇子　猪苓

澤瀉　車前子　烏鰂魚　木通

關格

忌升　補斂　閉氣　酸　諸藥錄後

宜降下　辛寒　辛溫

白豆蔻　沉香　丁香　蔛子　橘紅

龍腦草　蔺合香　生薑　藿香　次用大黃

車前子　黃檗　知母　滑石　木香　牛膝

噦症俗呼呃逆　忌破氣　升　散

宜補斂　甘溫　甘寒

炙甘草　麥門冬　人參　黃芪　石斛

五味子　益智子　白芍藥

傷寒失下而發者　忌補斂　酸　燥熱　滯膩

諸藥錄後

宜下大小承氣之類便不鞕閉按之腹中和軟未

經汗吐者宜辛寒解表白虎湯之類

氣逆衝上而發者　忌升　補　諸藥錄後
宜降氣　甘寒　鹹寒　枇杷葉　蘆根汁
　麥門冬　蘇子　橘紅　竹茹　童便

因痰水停膈而發者忌升　潤　苦寒　甘寒
　酸寒　諸藥錄後　宜降氣　開痰　辛散
　桑白皮　蘇子　貝母　橘紅　半夏
　旋覆花　白豆蔻　生薑

吐血咯血鼻衄齒衄耳衄舌上出血　忌升提發散

下　破血　補氣　閉氣　破氣　溫熱
辛燥　復忌極苦寒傷胃　諸藥錄後
宜降氣　清熱　涼血益陰兼行血　鹹寒酸寒
甘寒
薊子　天冬　麥冬　橘皮　枇杷葉
生地黃　降香　鬱金　沙參　牛膝
熟地黃　枸杞子　五味　阿膠　鱉甲
清蒿　牡丹皮　犀角屑　芍藥　葥草
童便　茅根　向藥子　側柏葉　椶灰

藕節　當歸　蒲黃　小薊

蓄血發熱積瘀不行　忌破氣　復忌補氣　下

苦寒　辛燥　諸藥錄後　辛行血　辛溫

佐以鹹寒　瘀血行後宜補血益脾和肝

紅藍花　桃花　鬱金　乳香　延胡索

桂（有火勿用）　當歸尾　沒藥　䗪虫　蒲黃

蘇方木　番降香　穿山甲　紅麴　韭汁

童便　五靈脂　麒麟竭　赤芍藥　桃梟

甚者用大黃花蕊石瘀行則止勿過劑如元氣

虛脾胃素弱者慎勿輕用大黃如瘀血行後宜生地黃 川續斷 當歸身 牛膝 大黃 芍藥 酸棗仁 龍眼肉 枸杞子 石棗 炙草

頭痛挾風寒者 忌補斂 諸藥錄後 宜辛溫發散

羌活 防風 細辛 蔓荊子 荊芥 薄荷

川芎 藁本 升麻 白芷 生羌 葱白

頭痛挾邪熱者 忌同挾風寒 宜辛寒 苦寒

解散

石膏　薄荷　芽茶　黑豆　甘菊花　烏梅

土茯苓　烏梅　黃芩酒炒熱極目昏便燥者加

酒蒸大黃

頭痛挾痰者　忌升　補斂　酸甘　滯膩　諸藥

錄後

宜豁痰降氣　辛燥　蘇子　橘紅　朮　貝母

半夏　前胡　竹瀝　天麻

頭痛陰虛者　忌辛熱發散　諸藥錄後

宜補血益陰　甘寒　酸寒

生地黃　甘菊花　當歸　黃檗　天門冬

麥門冬　枸杞子　忍冬　烏梅　白芍

五味子

眉棱骨痛　忌宜俱同陰虛

齒痛　忌升　補斂　燥熱　辛溫　諸藥錄後

宜清熱凉血　苦寒　甘寒　辛寒　鹹寒

竹葉　知母　黃連　黃芩　麥門冬

生地黃　黃檗　玄參　石膏　薄荷

赤芍藥　牡丹皮　蘇子　甘草　童便

下齦屬胃與大腸火宜熟地黃　石膏　黃芩

黃連　麥門冬　赤芍藥　青黛　細辛

甘草　薄荷　生地黃　枇杷葉　蘇子

木通　西瓜皮灰　真牙浮動及黑爛屬腎虛

有火已見腎虛條內忌宜俱同

胃脘痛因火者　忌補斂　燥熱　諸藥錄後

宜降　苦寒　甘寒　鹹寒　辛寒

蘇子　橘紅　黃連　山梔　麥門冬

炙甘草　石膏　知母　玄參　童便

因寒者　忌破氣　滯膩　苦寒　諸藥錄後

宜辛溫發散　草豆蔻　橘紅　益智　丁香

桂　白朮　白蔻　吳萸　厚朴　香附

乾姜　縮砂蜜　藿香

因宿食者　忌升　補斂　苦寒　諸藥錄後

宜消導　兼降氣　因脾胃虛弱食停者消導加

人參　山查　草果　紅麴　草豆蔻

穀麥蘖　枳實　檳榔　青皮　厚朴　朮

縮砂蜜　橘皮

因瘀血者　忌補氣　酸斂　諸藥錄後

宜辛溫苦溫以行血

桃仁　紅麴　紅花　韭菜　延胡索

山查肉　鬱金　肉桂　三稜　童便

牡丹皮　赤芍藥　通草　牛膝　琥珀

因血虛者按之則痛止忌破氣復忌補氣　燥熱

辛溫

宜潤　補斂　甘寒　甘溫

石斛　麥門冬　炙甘草　酸棗仁　白芍藥

當歸　生地黃

因蟲者　忌補　升　酸散　甘　諸藥錄後

宜殺虫　苦　酸　苦楝根　使君子

薏苡仁根　錫灰　檳榔　鶴虱　雷丸

蕪荑　大黃　烏梅

因惱怒者　虛弱人忌破氣　壯實人忌補氣　總

忌酸斂　升　諸藥錄後　宜降氣　辛溫

枇杷葉　白豆蔻　番降香　蘇子　木香

橘紅　縮砂蜜　延胡索　五靈脂

因痰飲者　忌宜俱見痰飲證下

腹痛因於寒　忌苦寒　下利　諸藥録後

宜溫中　辛散　白朮　厚朴　吳茱萸

縮砂蜜　乾薑　桂　木香　橘皮　炙甘草

因於熱火在少腹則絞痛　忌辛散　香燥　補斂

諸藥録後

宜甘　苦寒　山梔仁　麥門冬　石斛

白芍藥　甘草　桔梗　黃芩　黃連　滑石

木通　戎盐

諸痛不可按屬實　忌補氣　大熱　諸藥錄後

宜破散　疏利　苦寒　枳實　青皮　蓬莪茂

檳榔　三稜　滑石　木通　大黃有積滯宜用無者勿用

諸痛可按屬虛　忌破氣　破血　下利　發散

諸藥錄後

宜補氣血　甘溫　酸斂　人參　黃芪

生地黃　二朮　當歸　炙草　白芍　薯蕷

棗仁　五味

痹拘攣而痛也因風寒溼三者合而成風氣勝者為行痹寒氣勝者為痛痹溼氣勝者為着痹

忌下　收斂　酸寒　苦寒　鹹寒　諸藥斂澀

宜辛散　行氣　燥溼　甘寒　淡滲

漆葉　續斷　黃芪　萆薢　甘菊花

車前子　甘草　防已　白术　防風

桑寄生　蔓荊實　羌活　獨活　牛膝

秦艽　白蘚皮　原蠶沙　木瓜　天麻

澤瀉 茯苓 威靈仙 海風藤 菖蒲
狗脊 杜仲 石斛 細辛 松節 松葉

痿屬溼熱經曰治痿獨取陽明忌破氣 升 辛熱
發散
宜大補氣血 清熱除溼 甘寒 甘溫 苦寒
酸寒
人參 黃芪 二朮 麥冬 炙甘草
生地黃 木瓜 石斛 薏苡 黃檗
白芍藥 車前子 茯苓 木通 黃芩

川黄連
交腸其病大小便易位而出或因大怒或因醉飽遂至臟氣乖亂不循常道法當宣吐以開提其氣使闌門清利得司秘別職則愈矣　忌破氣　燥熱
諸藥錄後
宜升清降濁　兼補氣　洋參
升麻　柴胡　蘇子　降香　橘紅　人參
朮　茯苓　澤瀉　猪苓　木通　滑石
車前子

鬼疰尸疰飛尸客忤此係天地陰邪殺厲之氣乘虛中人或遍身青腫或忽消瘦聲啞面色青黃不定或忽驚厥目直視手握拳或遍身骨節疼痛非常

忌破氣　復忌補氣　升　燥熱　酸斂　諸藥錄後

宜辟惡氣　安神鎮心　辛香發散　金石鎮墜

牛黃　丹砂　琥珀　乳香　蘇合香

天竺黃　檀香　木香　麝香　沉香

龍腦香　安息香　真珠　雄黃　犀角

金銀箔　代赭石　虎骨　獺肝　遠志

生地黃　龍齒　天靈蓋　菖蒲

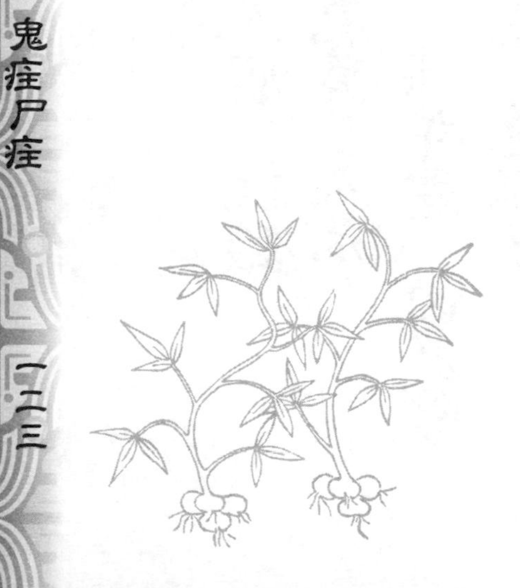

諸病應忌藥總例

補氣　人参　黃芪　二朮　人胞　紅鉛

溫補　人胞　紅鉛　白膠　鹿茸　人参　巴天戟　黃芪　白朮　淫羊藿　肉蓯蓉

補骨脂　當歸　狗陰莖　兔絲子　蛇床子

大熱　附子　肉桂　仙茅　烏頭　陽起石

海狗腎 硫磺 羊肉 雀肉 天雄

葫蘆巴

破氣 青皮 枳实 枳壳 檳榔 厚朴 牽牛

開氣 銀杏 二朮 黃芪 米麴食 猪脂油

降氣 蘇子 鬱金 橘紅 沉香 枇杷葉

降真香 烏藥

破血 桃仁 紅花 乾漆 乳香 蘇方木

延胡索 沒藥 薑黃 三稜 蓬茂

五靈脂 花蕊石 水蛭 虻虫 肉桂

穿山甲　麒麟竭　䗪虫

升提發散

升麻　柴胡　川芎　紫蘇　麻黄

乾葛　羌活　獨活　防風　白芷　生薑

細辛　荆芥　前胡　藁本　葱白　薄荷

辛温辛热發散

乾薑　桂枝　麻黄　吳萸

細辛　羌活　独活　防風　藁本　川芎

白芷　葱白

吐

瓜蒂　梔子　豉　人參芦　皂莢　藜芦

常山　鰕汁　鹽湯

下　大黃　芒硝　巴豆　牽牛　枳實
　玄明粉　厚朴

降泄　山梔　知母　玄參　天冬

利水　豬苓　澤瀉　木通　瞿麥　葶藶
　海金沙　滑石　商陸　茯苓　扁蓄
　琥珀　烏桕根皮　芫花　甘遂　大戟
　車前　續隨子　漢防已　郁李仁

損津液　郁李仁　白礬　礬紅　半夏

斂攝　白芍　五味　醋　烏梅　白梅

固澀　酸棗仁　龍骨　牡蠣　粟壳　益智　山茱萸　桑螵蛸　肉果　蛇床子　阿芙蓉　金櫻子　原蚕娥　蓮鬚　訶黎勒

消導　山查　麥牙　草果　檳榔　三稜　蓬茂　神麴　枳壳　枳实　緑礬　紅麴　橘紅　萊菔子　砂仁

開竅　麝香　檀香　龍腦香　蘇合香　安息香

香燥　沉香　射香　豆蔻　龍腦香　縮砂蜜

辛燥　藿香　香附　丁香　烏藥　木香　大酒　蒜　半夏　南星　二术

辛熱　乾姜　胡椒　巴豆　吳萸　蘹香　龍腦香

溼潤　地黃　當歸　天冬　知母　肉蓯蓉　括樓仁　豬脂　麻仁

滯膩　豬羊犬鵞肉　地黃　南麪　油膩　炙煿

滑利　榆皮　牛乳　柿　瓜　李　冬葵子　桃　梨　蜜　青菜　蕈菜　酥

椿根白皮　茄子

發濕　鰣魚　南麪

苦寒傷胃　山梔　黃檗　黃芩　黃連　大黃

苦參　玄參　知母　盧會

補命門相火　鹿茸　附子　紅鉛　巴戟天

陽起石　白膠　人胞　肉桂　仙茅

淫羊藿　膃肭臍　補骨脂　狗陰莖

兎絲子　原蚕蛾

補腎水苦寒　黃檗　玄參　知母　天門冬

酸寒　牛膝　烏梅　芍藥

鹹寒　童便　芒硝　玄參　秋石

生冷　菱　梨　菜　李

甘　甘草　飴糖　大棗　蜜

鹹　食鹽　商陸　鹹水　鹿茸　蛤蜊　蟶
　　蠣黃

藥症忌宜終

中醫臨床經典②

藥症忌宜

LG002

出版者：文興出版事業有限公司
地　址：臺中市漢口路2段231號
電　話：(04)23160278
傳　眞：(04)23124123
發行人：洪心容
總編輯：黃世勳
作　者：陳　澈
執行監製：賀曉帆
版面構成：方莉惠
封面設計：方莉惠
印　刷：鹿新印刷有限公司
地　址：彰化縣鹿港鎮民族路304號
電　話：(04)7772406
傳　眞：(04)7785942
初　版：西元2004年6月
定　價：新臺幣120元整
ISBN：957-28932-9-7(平裝)

本書如有缺頁、破損、裝訂錯誤，請寄回更換

郵政劃撥
户名：文興出版事業有限公司
帳號：2 2 5 3 9 7 4 7

(本公司出版品郵購價皆以85折優惠讀者，但單次郵購金額未滿新臺幣1000元者，酌收掛號郵寄費40元，若有任何疑問歡迎電話洽詢)

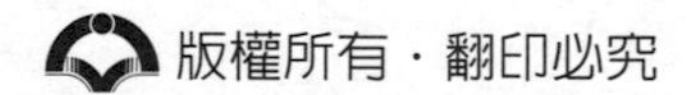

國家圖書館出版品預行編目資料

藥症忌宜 / 陳澈撰. -- 初版.
-- 臺中市：文興出版，2004〔民93〕
面；　公分. --
（中醫臨床經典；2）
ISBN 957-28932-9-7（平裝）
1. 診斷（中醫）
413.29　　93011123